I0069483

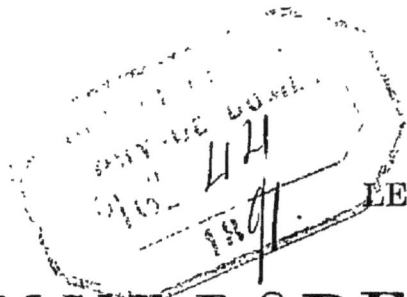

LE
MONT-DORE THERMAL

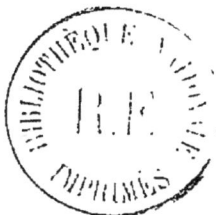

DE 1802 A 1891

EN VENTE CHEZ TOUS LES LIBRAIRES

Prix : 15 centimes

CLERMONT-FERRAND
IMPRIMERIE ET LITHOGRAPHIE G. MONT-LOUIS
Rue Barbançon, 2
—
1890

MONT-DORE THERMAL

DE 1802 A 1891

LE MONT-DORE FIN DE SIÈCLE

Le docteur Mascarel *(hommage lui soit rendu)* vient de publier une brochure magistrale qui fera très certainement époque dans les annales médicales : *Le Mont-Dore en 1802*.

Le célèbre hydrologiste nous fait suivre la cure de Mme de Beaumont *(comtesse)*. Pour un peu, l'aimable historien nous ferait assister à la vie intime de cette célébrité féminine. M. Mascarel, Jules, compare le Mont-Dore de 1802 à celui de nos jours : la comparaison, cela va sans dire, est toute à l'avantage du Mont-Dore fin de siècle.

En 1802, le village des Bains était inabordable,

les routes impraticables. A leur arrivée, les malades, éreintés par le voyage, ne trouvaient pas de gîte. Mme la comtesse était réduite à coucher trois jours dans la cuisine de l'auberge. Elle avait pour compagnes de lit une légion de puces, à faire honte aux criquets d'Algérie. Le bâtiment balnéaire n'existait pas. Des rues infectes dans lesquelles se promenait sans vergogne l'inséparable compagnon de saint Antoine. Les distractions étaient inconnues. Malgré tous ces *impedimenta*, la cure allait bon train; chaque jour était un jour d'amélioration pour la chère malade. Elle guérissait à vue d'œil, l'appétit perdu, renaissait, et, avec l'appétit, les forces. En un mot, le précieux remède montdorien rendait la vie et la santé à la malade (1).

Tout autre est le Mont-Dore de 1891 :

Neuf heures nous séparent de la Capitale. On arrive jusqu'à nos portes en wagon-lit-toilette ou dans des voitures fermées bien supérieures aux pataches de 1802. Les hôtels sont nombreux; il y en a pour toutes les bourses : hôtels modernes luxueusement installés, cabinets d'aisance avec les appareils primés à la dernière Exposition, pas une seule puce, plus de fumiers, les compagnons de saint Antoine sont relégués bien loin hors de la ville. Un monument balnéaire qui n'aura pas son égal en Europe, abrite

---

(1) De nos jours, des milliers de malades recouvrent, chaque année, l'appétit, le sommeil, sous l'influence du traitement montdorien.

les sources toujours si bienfaisantes. Aussi les malades affluent-ils des quatre coins du monde et les guérisons se comptent-elles par milliers. Voilà, en quelques phrases, le résumé très fidèle de la brochure de l'éminent praticien qui ne dit rien de ses confrères de 1802.

Nous n'empièterons pas, en écrivant notre note, sur les droits du célèbre docteur. Trop profane d'une part, modeste par force, manquant d'érudition d'autre part, nous nous bornerons à dire et à écrire ce que nous avons vu et ce que nous connaissons par ouï-dire du Mont-Dore de 1802 à 1855 et de 1855 à 1891.

*
* *

En 1802, le propriétaire des Bains administrait l'établissement rudimentaire de la façon la plus déplorable : les sexes étaient confondus dans les mêmes piscines (ô horreur !). Aucun rideau ne cachait la nudité des malades à la vue des indiscrets ; voilà pour la morale ; le froid extérieur compromettait la santé. Il n'y avait aucun médecin attaché à l'Etablissement ; de loin en loin, les médecins des cantons voisins venaient, si un riche personnage les faisait appeler ; les pauvres, eux, étaient complètement abandonnés, nul ne songeait à venir les secourir ; voilà pour l'hygiène et la charité. Du côté pécuniaire, le bon propriétaire écorchait avec enthousiasme la clientèle qui fréquentait les thermes. Le désordre était si grand et les plaintes si nombreuses que force fut à l'Administration d'intervenir. Le Département, n'étant pas assez puissant, s'empressa de demander le secours de l'Etat pour mettre à l'abri la bourse des baigneurs, donner satisfaction à la morale et faire pour l'hygiène peu ou prou, ce que l'on en savait à cette époque déjà bien loin de notre âge : tel était le Mont-Dore avant 1827. L'expropriation venait de remettre entre les mains de l'Administration le sort des malades, et désormais, les sources, si renommées et si bienfaisantes, étaient sous sa protection. L'Etat aidait de ses deniers; les pauvres, si longtemps oubliés, étaient les premiers secourus; ce n'était que justice. On faisait pour eux un bâtiment spécial, des piscines vastes, des douches, etc., etc. Les sources captées par les Romains étaient mises à découvert, les canaux remis en état. Un Etablissement, qui fut longtemps le modèle du genre, abritait malades et sources. Le Département entreprenait l'exploitation en régie, cette première étape va de 1827 à 1855, et c'est pendant cette période de trente années que l'illustre Michel Bertrand a marqué définitivement la place du Mont-Dore médical. C'est lui qui a bien indiqué la thérapeutique; travailleur infatigable, entouré d'aides dévoués, il faisait tracer les rues, les places, le parc et transformait le village, sale et dégoûtant en une ville thermale; il surveillait ses malades le jour, la nuit; il les voyait au bain, aux vapeurs, aux douches, etc., etc. La régie étant devenue une charge lourde pour le Département, l'Administration prit le parti d'abandonner son Etablissement à un fermier.

Nous commençons une nouvelle étape. Le Médecin-inspecteur, fort de ses prérogatives, avait eu assez de force, aidé par la loi, pour tenir loin de lui la concurrence des confrères. En même temps que l'Etablissement changeait le système de sa gestion, la loi sur l'exercice de la médecine aux eaux minérales venait ouvrir une ère nouvelle pour la station. Jusqu'en 1857, la durée officielle de la saison avait été de six semaines (du 1er juillet au 15 août). Les nouveaux médecins : les Boudant, Chabory, Richelot, Mascarel, commencent à arriver du 15 au 20 juin; mais la plupart des services balnéaires, notamment les aspirations, n'ouvrent pas avant le 1er juillet.

Le grand salon de l'Etablissement, qui était resté fermé de 1827 à 1857, commence à servir de salle de théâtre. *M. Lesène, sa dame et six artistes* donnent de temps à autre une pièce de comédie. De loin en loin, quelques baigneurs, las et fatigués de la vie monotone, organisent une représentation au profit des pauvres. A dix heures, les feux sont éteints, excepté aux piscines où les indigents fai-

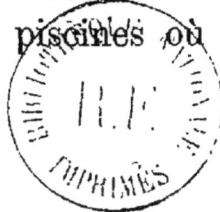

saient leur traitement jusqu'à onze heures ou minuit. Dès une heure, le branle-bas commençait dans les hôtels; c'en était fait du sommeil. — La malade du docteur J. Mascarel était, en 1802, réveillée par les puces. De 1855 à 1874, les malades ne pouvaient reposer; eux et les gens de l'hôtel étaient sur pied avant une heure du matin pour la première série de bains.

Cette nouvelle étape dans la voie du mieux avait pourtant marqué une augmentation sérieuse des tarifs de 1857 à 1874. En 17 ans, les tarifs avaient été remaniés au moins trois fois; le concessionnaire faisait même payer les pauvres qui allaient tremper leurs douleurs dans les piscines. Les baigneurs formulaient timidement leurs plaintes; l'Etablissement laissait à désirer, mais les cures étaient si nombreuses, les guérisons si fortement cimentées, que ceux-là même qui s'étaient le plus fâchés contre les tarifs revenaient continuer un traitement qui devait leur assurer une longue existence exempte de douleurs et d'insomnies. La plupart des clients fortunés réclamaient des distractions. Le *fermier* leur répondait : « *Des distractions vous nuiraient ; au Mont-Dore il faut se soigner, et pour cela trêve au plaisir......* » Et de 10 heures du matin à 5 heures du soir, la grande distraction consistait à aller à la Rotonde, édifiée par le concessionnaire et exploitée par *Baptiste G...* — une figure que tous

les baigneurs ont connue et qui a été fauchée cette
année par la mort — à entendre pour musique
le *vieux chabretaire du pays, Pierre Trois-Ville,*
qui venait, soir et matin, jouer de la chèvre et
aboyer en guise de remerciement, chaque fois
qu'un gros sou tombait dans son escarcelle.

D'autres se plaignaient de la longueur du trajet
de Clermont au Mont-Dore. A cette époque il ne
fallait pas moins de douze heures de diligence pour
venir se désaltérer aux sources bienfaisantes. L'heureux fermier leur répondait sans rire : « Le trajet
en diligence, avec toutes ses péripéties, prépare
mieux la cure que si l'on venait en chemin de fer à
Laqueuille. » Il disait aux gens du pays : « Si jamais on fait un chemin de fer pour arriver à Laqueuille, le Mont-Dore sera ruiné. » Toute autre est
la pensée de M. Chabaud, qui offre 100,000 francs
pour le prolongement du chemin de fer de Laqueuille au Mont-Dore.

Malgré cela et à part ces ennuis, tout allait sans
encombre. Les Baigneurs, qui maugréaient contre
le prix élevé du traitement, pestaient aussi avec
ensemble contre le prix des chevaux de selle, des
pataches de promenade, etc., etc., et pourtant alors
on payait une voiture dix francs, un cheval de selle
trois francs ; il est vrai qu'à cette époque tous les
sites pittoresques étaient ouverts librement et sans
rétribution ; plus d'un se plaignait aussi de payer

trop cher son médecin. Toutes ces plaintes n'empêchaient pas l'heureux mortel qui exploitait les thermes de faire des recettes. En six semaines, le 15 du mois d'août, date de la foire de Clermont, il prenait son vol; nous le voyons monter en diligence avec sa nombreuse famille et reprendre le chemin de la riche Limagne. Dire que ce concessionnaire n'a pas été regretté serait mentir; et pourtant il n'a pas donné, en 17 ans, un rouge liard au Bureau de Bienfaisance; il n'était rien moins que poli pour les baigneurs qui venaient porter plainte. Malgré cela, il a laissé des regrets.

DE 1874 A 1890.

Les temps sont changés; il paraît qu'il en est ainsi à toutes les fins de siècle. En 1874, le prix de ferme est quintuplé; la clientèle se montre plus exigeante; les médecins sont mécontents; Mme la comtesse de Beaumont eût été satisfaite du Mont-Dore de 1857 à 1874, très satisfaite; cependant en 1874, le Mont-Dore commençait à être vieillot; il fallait un homme hardi pour entreprendre la nouvelle tâche.

Démolir la rotonde de Baptiste pour la remplacer par un vrai Casino de quatre cent mille francs, faire un théâtre, des salles de jeux, des salons de conversation, etc., etc.; *remplacer Pierre le Chabretaire* par un orchestre pour de bon, transformer les cabinets de bains, ouvrir la saison le 1er juin, etc., etc., M. Chabaud se chargeait de cette œuvre et il la menait à bien de 1874 à 1890. Le nouveau concessionnaire avait à peu près contenté la clientèle ; nous disons à peu près, car il sera toujours impossible de satisfaire tout le monde et son père; la municipalité avait, de son côté, fait de louables efforts ; cela n'empêchait pas les critiques d'aboyer.

Nous reproduisons ici une note imprimée dans le journal le *Gil Blas* :

« *Un de nos amis, au Mont-Dore en ce moment, nous écrit que les arrivées continuent, mais que le Mont-Dore est aussi sain qu'il y a vingt ans. On ne fait rien pour l'étranger, rien, rien ; les baigneurs sont indignement traités par la Municipalité comme par la Concession. Les jours de pluie, il faudrait des bottes d'égoutiers pour sortir par la ville.*

Quand il fait chaud, on est empoisonné par les mauvaises odeurs et les exhalaisons de tous genres.

Heureusement qu'un inspecteur puissant est venu; il a ordonné des travaux de démolitions et d'assainissement que le concessionnaire, bon gré, mal gré, va être obligé de faire faire.

L'orchestre du jardin, composé de six musiciens, continue tous les jours à jouer pour les arbres du parc.

Samedi, demain soir, grand concert pour les pauvres : Conneau, Rose Caron, Gevaërs, Chevallier, Samary ; il y aura foule. »

Loin de se fâcher de cette note, il faut, je crois, y applaudir. L'inspirateur de cette verte critique n'est certainement ni un ami de la municipalité, ni un ami du concessionnaire; c'est peut-être un demi-Montdorien vexé par un événement tragique. Nous aimons, pour notre compte, ces hommes grincheux, ils aident à la marche en avant, même en disant des mensonges. Cette méchante note nous donne la preuve que M. Chabaud, qui a fait faire un pas en avant au Mont-Dore, a à côté de lui des envieux. Insensible aux cris des uns, aux louanges des autres, toujours actif, étudiant les hommes et les choses, le concessionnaire voyait le progrès marcher, et bientôt le Département était mis dans l'obligation de modifier de fond en comble l'édifice thermal, déjà trop âgé — il y a soixante-quatre ans qu'il est construit —, M. Chabaud comprenant son intérêt, désireux d'attirer la clientèle, ne craint pas de dépenser pour le théâtre et la musique environ *soixante mille francs*. L'habileté du concessionnaire ne se borne pas à savoir semer pour récolter, il sait aussi choisir des aides de mérite, il a su s'attacher pour directeur M. Armet, qui était resté pendant dix-huit ans directeur chez M. Brosson. Aujourd'hui M. Armet est le bras droit de M. Chabaud, bras droit qu'il

serait difficile de remplacer; c'est à lui qu'incombe
la charge la plus lourde et la plus difficile, tâche
dont il s'acquitte à merveille. A côté de M. Armet
et comme second, nous trouvons un jeune impresa-
rio plein de talent et d'avenir. Avec lui, le Théâtre,
le Casino ont été transformés, et, la modestie de
M. Alix devrait-elle s'en fâcher, nous sommes heureux de faire faire sa connaissance au public qui
s'amuse. Avec deux hommes comme MM. Armet
et Alix, M. Chabaud peut aller droit devant lui. Il a
aussi des sous-chefs sérieux, cela est nécessaire
aujourd'hui, la lutte et la rivalité étant ardentes. En
1852, la Bourboule, Royat n'existaient que de nom.
Royat est devenu une station sans rivale au point
de vue du confort dans les hôtels. La Bourboule
reçoit autant d'étrangers que le Mont-Dore. M. Chabaud connaissait cet état de choses avant de s'enga-
ger ; aussi, pour retrouver l'intérêt du capital en-
gagé et pour couvrir les charges de toutes natures,
il a obtenu du Département de relever les tarifs. Ce
n'est pas une innovation : chaque nouvelle étape a
été marquée par une surélévation du prix des pra-
tiques balnéaires.

De 1857 à 1874, les tarifs ont été remaniés au
moins deux fois ; chaque remaniement s'est traduit
par une plus-value ; de 1874 à 1890, ils ont été remaniés une fois ; pour la deuxième fois, en 1890,
nous subissons une surélévation nouvelle ; les salai-

res des porteurs, qui n'avaient pas été augmentés, ont été améliorés dans une bonne proportion. Le service de l'Hôpital, qui était fait gratuitement, est fait dans les mêmes conditions, et cela aux frais du concessionnaire.

Dans sa brochure, M. Mascarel a oublié de nous parler de l'état lamentable des baigneurs et des baigneuses de l'Etablissement : les uns et les autres faisaient leur service en sabots et bonnets de Ségovie. En 1857, nous avons vu des baigneurs opérer dans ce même costume. Certes, la propreté n'était pas la règle. Aujourd'hui, avec un établissement nouveau, il deviendra nécessaire de moderniser les employés de la station. Les clients paient, ils ont le droit d'être exigeants. Rien à redire (1).

Les médecins, eux aussi, ont dû suivre le progrès. Ils doivent prouver aux malades que le traitement montdorien est le plus rationnel des traitements à employer dans les maladies de la gorge, du larynx, de la poitrine, etc., etc. S'il en était autrement, je serais le premier à dire aux hôteliers et aux aubergistes : Vos eaux sont enfoncées. La science a fait des progrès. Les Romains étaient des innocents, Bertrand un ignorant. Des médecins sans pareils guérissent la gorge, les poumons sans avoir besoin de vos eaux salutaires. Vite, vite, détruisez vos maisons, la ruine va fondre sur vous. — Heureusement,

(1) Avis à tous les employés des différents services de l'Etablissement.

il y a loin de la vérité au prospectus Géraudel. Il devient donc nécessaire de comprendre que dans cette lutte tous doivent se prêter un mutuel appui, non pas pour rapiner la bourse des malades, mais pour leur venir en aide en les soulageant le plus souvent, les guérissant quelquefois, et en leur rendant la vie et le séjour dans notre vallée agréable et moins triste.

Aux Bertrand, aux Boudant, aux Richelot, ont succédé une pléiade de jeunes médecins, tous actifs, instruits, aimant la médecine. Tous savent tirer parti des eaux ; ils connaissent leurs vertus curatives. La clientèle les apprécie chaque jour aussi davantage. La renommée montdorienne est due plus aux guérisons nombreuses qu'aux annonces qui s'étalent à la quatrième page des journaux. Les jeunes médecins qui donnent leurs soins aux malades qui viennent ici ont dit leur volonté au Département. Ce sont eux qui ont voulu la reconstruction d'un établissement fait d'hier. A ceux-là il appartient d'obtenir de nouvelles merveilles de ces eaux bienfaisantes et encore trop peu connues.

Les Montdoriens ne seront pas les derniers à comprendre qu'ils sont plus que personne intéressés à prêter leur appui, leurs intérêts sont engagés ; ils comprendront, j'aime à le croire, que c'est à eux qu'il appartient de créer de nouvelles promenades,

de rendre comme autrefois les chemins libres, afi
de permettre aux touristes d'aller visiter, sans êtr
dévalisé, les sites ravissants qui sont nombreux
dans la région montagneuse qui domine nos vallées.
A eux il appartient de faire disparaître les derniers
fumiers qui existent encore dans l'intérieur de la
ville; à eux de faire de la vallée qui s'étend du
Sancy au Puy-Gros un parc délicieux. A eux à être
bons, doux, aimables et complaisants à l'excès pour
les étrangers. S'ils ne comprennent pas ces bons
conseils absolument désintéressés, si, plus dociles
à la voix des récriminations, ils persistent à s'a-
charner dans leur entêtement, il en sera vite fait
de la prospérité d'une station qui a toujours été en
progrès, et qui doit encore, si tous le veulent, concessionnaire, médecins, Département et proprié-
taires du Mont-Dore, tenir haut et ferme le drapeau
des stations thermales vraiment médicales.

Mont-Dore, 5 juillet 1891.

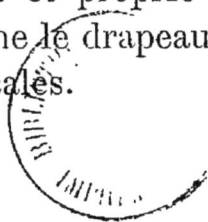

Clermont-Ferrand, imprimerie Mont-Louis, rue Barbançon, 2.

www.ingramcontent.com/pod-product-compliance
Lightning Source LLC
Chambersburg PA
CBHW050407210326
41520CB00020B/6502

* 9 7 8 2 0 1 3 7 6 1 0 1 7 *